Il Potere dell'Alimentazione Vegana:

Esplora i Benefici degli Alimenti e Scopri come Trasformare la Tua Salute

Veggie Wellness Academy

Sommario

Capitolo 1: Introduzione all'Alimentazione Vegana

L'alimentazione vegana è un regime alimentare che esclude tutti i prodotti di origine animale. Questo significa non solo carne e pesce, ma anche latticini, uova e qualsiasi altro prodotto derivato da animali, come il miele. I vegani si nutrono esclusivamente di cibi vegetali: frutta, verdura, cereali, legumi, noci e semi. La dieta vegana non è solo una scelta alimentare, ma spesso rappresenta anche uno stile di vita che rifiuta l'uso di prodotti animali in altre aree, come l'abbigliamento e i cosmetici.

Differenza tra Vegano e Vegetariano
Spesso i termini "vegano" e "vegetariano" vengono confusi, ma presentano differenze sostanziali. I vegetariani evitano carne e pesce, ma possono consumare latticini, uova e altri prodotti di origine animale. I vegani, invece, eliminano completamente tutti i prodotti di origine animale dalla loro dieta. Questa distinzione riflette una diversa profondità di impegno nei confronti della filosofia di base che guida queste scelte alimentari.

<u>Vegetariani:</u>

Lacto-ovo vegetariani: Consumano latticini e uova.

Lacto-vegetariani: Consumano latticini, ma non uova.

Ovo-vegetariani: Consumano uova, ma non latticini.

Pesco-vegetariani: Consumano pesce, ma non altre carni animali.

Vegani:

Alimentazione: Escludono carne, pesce, latticini, uova e tutti gli altri prodotti di origine animale.

Stile di vita: Spesso evitano prodotti animali anche in altre aree della vita, come vestiti (lana, pelle, seta) e cosmetici   testati sugli animali.

Breve Storia del Movimento Vegano

Il termine "vegano" fu coniato nel 1944 da Donald Watson, fondatore della Vegan Society nel Regno Unito. Watson e i suoi colleghi decisero di creare un nuovo termine per distinguersi dai vegetariani che consumavano latticini e uova. La Vegan Society ha contribuito a definire e diffondere i principi dell'alimentazione e dello stile di vita vegano.

Evoluzione del movimento:

1944: Fondazione della Vegan Society nel Regno Unito.

Anni '60 e '70: Crescita del movimento per i diritti degli animali e aumento della consapevolezza ambientale.

Anni '90: Diffusione del veganismo nei media mainstream, aumento delle alternative alimentari vegane nei supermercati.

Anni 2000 e oltre: Espansione globale del movimento vegano, grazie anche ai social media, che hanno permesso una maggiore diffusione delle informazioni e delle testimonianze personali.

Motivazioni per Adottare una Dieta Vegana

Le ragioni che spingono le persone ad adottare una dieta vegana possono essere suddivise in tre categorie principali: etica, ambiente e salute.

Motivazioni Etiche: Molti scelgono il veganismo per ragioni etiche, opponendosi allo sfruttamento e alla sofferenza degli animali. Essi ritengono che ogni essere vivente abbia il diritto di vivere libero dal dolore e dall'oppressione. Documentari e libri che mostrano le condizioni degli animali negli allevamenti intensivi hanno sensibilizzato molte persone su questo tema.

Esempio: Documentari come "Earthlings" e "Dominion" hanno avuto un impatto significativo sulla percezione del trattamento degli animali nell'industria alimentare, mostrando immagini crude e reali di allevamenti e macelli.

Motivazioni Ambientali: La produzione di carne e altri prodotti animali ha un impatto significativo sull'ambiente. L'allevamento contribuisce alla deforestazione, al cambiamento climatico, al consumo eccessivo di risorse idriche e alla perdita di biodiversità. Adottare una dieta vegana può ridurre l'impronta ecologica individuale e contribuire a un futuro più sostenibile.

Statistiche:

L'allevamento di bestiame è responsabile del 14,5% delle emissioni globali di gas serra (FAO).

La produzione di un chilogrammo di carne bovina richiede circa 15.000 litri d'acqua, rispetto ai 1.000 litri necessari per produrre un chilogrammo di grano (Water Footprint Network).

Motivazioni di Salute: Numerosi studi scientifici hanno dimostrato i benefici per la salute di una dieta a base vegetale. Una dieta vegana ben bilanciata può ridurre il rischio di malattie croniche come il diabete, le malattie cardiache e alcuni tipi di cancro. Inoltre, molte persone riportano un aumento di energia, una migliore digestione e una perdita di peso grazie alla dieta vegana.

Evidenze Scientifiche:

Uno studio pubblicato sul Journal of the American Heart Association ha rilevato che una dieta a base vegetale è associata a un rischio inferiore del 16% di malattie cardiovascolari e del 32% di mortalità cardiovascolare.

La Academy of Nutrition and Dietetics afferma che una dieta vegana ben pianificata è salutare, adeguata dal punto di vista nutrizionale e può apportare benefici per la prevenzione e il trattamento di alcune malattie.

Struttura del Libro

Questo libro è diviso in dieci capitoli, ognuno dei quali esplora un aspetto diverso dell'alimentazione vegana. Dalla comprensione dei benefici per la salute alla pianificazione dei pasti, dalle ricette gustose alle storie di successo, ogni capitolo fornirà informazioni pratiche e ispirazione per aiutarti a integrare l'alimentazione vegana nella tua vita quotidiana. L'obiettivo è guidarti passo dopo passo, fornendo gli strumenti necessari per fare scelte consapevoli e vivere una vita più sana e felice.

Perché Questo Libro è Importante

"Il Potere dell'Alimentazione Vegana: La Chiave per Vivere Bene e in Salute" non è solo un manuale pratico, ma una fonte di ispirazione. In un'epoca in cui le malattie croniche sono in aumento e l'ambiente è sempre più sotto pressione, scegliere una dieta vegana rappresenta un atto di responsabilità verso sé stessi, gli animali e il pianeta. Questo libro ti mostrerà come fare questa scelta in modo informato e consapevole, rendendo il passaggio verso un'alimentazione vegana un percorso piacevole e sostenibile.

In questo capitolo introduttivo, abbiamo esplorato le

basi dell'alimentazione vegana, le differenze con il vegetarianismo e le principali motivazioni per adottare questa dieta. Abbiamo anche delineato la struttura del libro e l'importanza di una scelta alimentare consapevole. Nei prossimi capitoli, approfondiremo i vari aspetti dell'alimentazione vegana, fornendoti le conoscenze e le risorse necessarie per intraprendere questo viaggio verso una vita più sana e sostenibile.

Benvenuto nel mondo dell'alimentazione vegana!

Capitolo 2: Benefici per la Salute di una Dieta Vegana

Adottare una dieta vegana può portare numerosi benefici per la salute, supportati da un crescente numero di studi scientifici. Questo capitolo esplora come una dieta a base vegetale può ridurre il rischio di malattie croniche, migliorare il sistema immunitario, aiutare nel controllo del peso e aumentare i livelli di energia.

Riduzione del Rischio di Malattie Croniche

Le malattie croniche, come le cardiopatie, il diabete e il cancro, rappresentano alcune delle principali cause di mortalità nel mondo. Una dieta vegana, ricca di nutrienti e povera di grassi saturi e colesterolo, può significativamente ridurre il rischio di queste condizioni.

Cardiopatie:

Rischio Ridotto: Diversi studi hanno dimostrato che i vegani hanno un rischio significativamente inferiore di sviluppare malattie cardiache. Una ricerca pubblicata sul Journal of the American Heart Association ha rilevato che una dieta vegana è associata a un rischio ridotto del 32% di malattie cardiovascolari.

Colesterolo e Pressione Sanguigna: Le diete vegane sono efficaci nel ridurre i livelli di colesterolo LDL ("cattivo") e nel migliorare la pressione sanguigna. La mancanza di grassi saturi e colesterolo, presenti in abbondanza nei prodotti animali, contribuisce a questi effetti positivi.

Infiammazione: Gli alimenti vegetali contengono composti antinfiammatori che possono aiutare a ridurre l'infiammazione cronica, un fattore di rischio per le malattie cardiache.

Diabete di Tipo 2:

Sensibilità all'Insulina: Le diete vegane possono migliorare la sensibilità all'insulina, riducendo così il rischio di sviluppare il diabete di tipo 2. Uno studio pubblicato su PLOS Medicine ha mostrato che i vegani hanno un rischio inferiore del 34% di sviluppare il diabete rispetto ai non vegani.

Controllo della Glicemia: Le diete vegane, ricche di fibre, aiutano a stabilizzare i livelli di zucchero nel sangue. Gli alimenti integrali e ricchi di fibre rallentano l'assorbimento dello zucchero nel sangue, prevenendo picchi glicemici.

Cancro:

Rischio Ridotto: L'American Institute for Cancer Research sostiene che una dieta a base vegetale può ridurre il rischio di diversi tipi di cancro, inclusi quelli del colon, del seno e della prostata.

Antiossidanti e Fitonutrienti: Gli alimenti vegetali sono ricchi di antiossidanti e fitonutrienti che proteggono le cellule dai danni ossidativi e riducono l'infiammazione, entrambi fattori di rischio per il cancro.

Miglioramento del Sistema Immunitario

Il sistema immunitario svolge un ruolo cruciale nel proteggere il corpo dalle malattie. Una dieta vegana può potenziare il sistema immunitario grazie a una maggiore assunzione di vitamine, minerali e composti fitochimici.

Antiossidanti:

Gli antiossidanti, presenti in abbondanza in frutta e verdura, proteggono le cellule immunitarie dai danni causati dai radicali liberi. Vitamine come la C e la E, così come minerali come il selenio e lo zinco, sono fondamentali per la funzione immunitaria.

Fibre:

Le fibre alimentari non solo migliorano la digestione, ma favoriscono anche la crescita di batteri benefici nell'intestino, che giocano un ruolo importante nella regolazione del sistema immunitario.

Vitamina C:

La vitamina C, abbondante negli agrumi, nei peperoni e nelle fragole, è essenziale per la produzione e la funzione delle cellule immunitarie.

Beta-Carotene:

Il beta-carotene, un precursore della vitamina A presente in carote, patate dolci e zucche, è importante per la funzione immunitaria.

Controllo del Peso

Una dieta vegana può essere un efficace strumento per il controllo del peso grazie alla sua natura ricca di fibre e povera di calorie densamente concentrate.

Basso Contenuto Calorico:

Gli alimenti vegetali tendono ad avere una densità calorica inferiore rispetto ai prodotti animali, consentendo di consumare porzioni più grandi senza un eccesso di calorie.

Alto Contenuto di Fibre:

Le fibre alimentari aumentano il senso di sazietà, aiutando a ridurre l'apporto calorico complessivo. Gli alimenti ricchi di fibre, come frutta, verdura, legumi e cereali integrali, contribuiscono a sentirsi pieni più a lungo.

Metabolismo Accelerato:

Studi hanno mostrato che le diete vegane possono migliorare il metabolismo basale, facilitando la perdita di peso. Un articolo pubblicato sul Journal of General Internal Medicine ha rilevato che i partecipanti a una dieta vegana hanno perso più peso rispetto a quelli che seguivano diete onnivore, anche senza limitare le calorie.

Prevenzione dell'Obesità:

L'obesità è un fattore di rischio per molte malattie croniche. Adottare una dieta vegana può aiutare a prevenire l'obesità grazie ai suoi effetti benefici sul peso corporeo.

Aumento dell'Energia

Molte persone che adottano una dieta vegana riportano un aumento dei livelli di energia. Questo può essere attribuito a diversi fattori, tra cui un miglioramento della digestione, una maggiore assunzione di nutrienti e una riduzione delle tossine.

Digestione Migliorata:

Una dieta ricca di fibre migliora la digestione e la salute intestinale, portando a una maggiore energia. Una digestione efficiente significa che il corpo può assorbire meglio i nutrienti necessari per l'energia.

Nutrienti Essenziali:

Una dieta vegana ben bilanciata fornisce tutti i nutrienti essenziali necessari per sostenere i livelli di energia. Vitamine del gruppo B, ferro, magnesio e potassio sono fondamentali per la produzione di energia a livello cellulare.

Riduzione delle Tossine:

Le diete vegane tendono a essere meno tossiche per il corpo, poiché sono prive di grassi saturi, colesterolo e sostanze chimiche presenti nei prodotti animali. Questo riduce lo stress sul fegato e altri organi,   migliorando i livelli di energia.

Supporto Scientifico

La letteratura scientifica fornisce ampie evidenze a supporto dei benefici per la salute di una dieta vegana.

Studi Chiave:

The Adventist Health Study: Questo studio ha   scoperto che i vegani hanno un rischio inferiore del 15% di tutti i   tumori e del 19% di tumori specifici come quelli del colon e della   prostata.

The EPIC-Oxford Study: Ha rivelato che i vegani   hanno livelli di colesterolo più bassi e un rischio inferiore di   malattie ischemiche del cuore.

The Nurses' Health Study: Ha dimostrato che un'alimentazione   ricca di alimenti vegetali è associata a un rischio ridotto di   sviluppare diabete di   tipo 2.

Raccomandazioni delle Organizzazioni di Salute:

Academy of Nutrition and Dietetics: Affermano che una dieta vegana ben pianificata è adatta a tutte le fasi della vita, compresa la gravidanza, l'allattamento, l'infanzia e l'adolescenza.

World Health Organization (WHO): Promuove un maggiore consumo di frutta e verdura per ridurre il rischio di malattie non trasmissibili.

Conclusione

In questo capitolo, abbiamo esplorato i numerosi benefici per la salute di una dieta vegana, inclusa la riduzione del rischio di malattie croniche, il miglioramento del sistema immunitario, il controllo del peso e l'aumento dell'energia. Questi vantaggi sono supportati da solidi studi scientifici e dalle raccomandazioni di prestigiose organizzazioni sanitarie.

Adottare una dieta vegana può essere una delle scelte più potenti che si possa fare per migliorare la propria salute e il proprio benessere. Nei prossimi capitoli, approfondiremo come pianificare una dieta vegana equilibrata e gustosa, esplorando ricette e suggerimenti pratici per rendere questa transizione facile e sostenibile.

Benvenuto nel viaggio verso una salute migliore e un futuro più luminoso!

Capitolo 3: Aspetti Nutrizionali dell'Alimentazione Vegana

Una delle preoccupazioni più comuni riguardo l'alimentazione vegana riguarda la possibilità di ottenere tutti i nutrienti essenziali necessari per una salute ottimale. Questo capitolo esplora in dettaglio come ottenere proteine, vitamine, minerali e altri nutrienti fondamentali da fonti vegetali, nonché la necessità di eventuali supplementazioni. Inoltre, smaschereremo alcuni falsi miti e risponderemo alle preoccupazioni comuni relative alla dieta vegana.

Proteine

Le proteine sono essenziali per la crescita e la riparazione dei tessuti, la produzione di enzimi e ormoni, e il mantenimento di una buona salute generale. Contrariamente a quanto si crede, è possibile ottenere tutte le proteine necessarie da una dieta vegana ben pianificata.

Fonti Proteiche Vegetali:

Legumi: Fagioli, lenticchie, ceci, piselli.

Cereali Integrali: Quinoa, farro, riso integrale, avena.

Noci e Semi: Mandorle, semi di chia, semi di lino, semi di girasole.

Soia e Derivati: Tofu, tempeh, edamame, latte di soia.

<u>Proteine Vegetali in Polvere:</u>
Polvere di piselli, canapa, riso integrale.

<u>Combinazioni per le Proteine Complete:</u>
Le proteine complete contengono tutti e nove gli aminoacidi essenziali. Anche se molte fonti vegetali non contengono proteine complete, combinare diversi tipi di alimenti può garantire un apporto proteico completo:

Riso e fagioli

Pane integrale e burro di arachidi

Hummus e pane pita

<u>Vitamine</u>

Vitamina B12: La vitamina B12 è essenziale per la produzione di globuli rossi e il mantenimento del sistema nervoso. Poiché si trova principalmente in prodotti animali, i vegani devono fare attenzione a integrarla.

<u>Fonti:</u>
Alimenti fortificati (latte di soia, cereali per la colazione), integratori di B12.

<u>Dosaggio:</u> La maggior parte degli adulti ha bisogno di circa 2,4 microgrammi al giorno.

<u>Vitamina D</u>: La vitamina D è fondamentale per la salute delle ossa e il sistema immunitario. Può essere difficile da ottenere solo attraverso l'alimentazione, soprattutto durante i mesi invernali.

<u>Fonti:</u> Esposizione al sole, funghi esposti ai raggi UV, alimenti fortificati (latte vegetale, succo d'arancia).

<u>Supplementazione:</u> Può essere necessario un integratore, specialmente nei mesi invernali o per chi vive in zone con poca esposizione al sole.

<u>Vitamina C</u>: La vitamina C è importante per il sistema immunitario e l'assorbimento del ferro non-eme.

<u>Fonti:</u>
Agrumi, peperoni, fragole, broccoli, cavoli.

Vitamina A (Beta-Carotene): La vitamina A è essenziale per la vista, il sistema immunitario e la salute della pelle.

Fonti:
Carote, patate dolci, zucche, spinaci.

Minerali

Calcio: Il calcio è cruciale per la salute delle ossa e dei denti, così come per la funzione muscolare e nervosa.

Fonti: Latte vegetale fortificato, tofu arricchito, verdure a foglia verde scura (cavolo riccio, bok choy), mandorle, semi di sesamo.

Assorbimento: La vitamina D aiuta l'assorbimento del calcio.

Ferro: Il ferro è necessario per la produzione di emoglobina e per il trasporto di ossigeno nel sangue. Il ferro di origine vegetale (non-eme) è meno facilmente assorbito rispetto a quello animale (eme), ma può essere aumentato con alcune strategie.

<u>Fonti:</u>

Lenticchie, spinaci, quinoa, semi di zucca, tofu.

Aumentare l'Assorbimento: Consumare ferro insieme alla vitamina C, evitare tè e caffè durante i pasti poiché possono inibire l'assorbimento.

Zinco: Lo zinco è importante per il sistema immunitario, la crescita e la divisione cellulare.

<u>Fonti:</u>

Noci, semi (specialmente semi di zucca), legumi, cereali integrali.

Magnesio: Il magnesio è coinvolto in oltre 300 reazioni enzimatiche nel corpo, inclusa la produzione di energia e la sintesi proteica.

<u>Fonti:</u>

Mandorle, semi di zucca, spinaci, fagioli neri, quinoa.

Omega-3

Gli acidi grassi omega-3 sono essenziali per la salute del cervello e del cuore. Le fonti vegetali forniscono principalmente ALA, un tipo di omega-3 che deve essere convertito dal corpo in EPA e DHA, più efficaci.

Fonti:
Semi di lino, semi di chia, noci, olio di canapa, alghe (per EPA e DHA direttamente).

Supplementazione:
Olio di alghe può essere un'ottima fonte di EPA e DHA per i vegani.

Falsi Miti e Preoccupazioni Comuni

1. "I vegani non ottengono abbastanza proteine." Questo mito è diffuso, ma infondato. Una dieta vegana ben bilanciata può fornire tutte le proteine necessarie. Le proteine vegetali possono essere abbondanti e varie, e non c'è bisogno di preoccuparsi di ottenere proteine complete in ogni pasto.

2. "I vegani soffrono di carenze nutrizionali." Sebbene alcune carenze possano verificarsi se la dieta non è ben pianificata, questo vale per qualsiasi regime

alimentare. Con una corretta pianificazione e l'uso di alimenti fortificati o integratori quando necessario, è possibile evitare carenze.

3. "La dieta vegana non è adatta ai bambini e alle donne incinte." L'Academy of Nutrition and Dietetics afferma che una dieta vegana ben pianificata è adatta a tutte le fasi della vita, comprese gravidanza, allattamento, infanzia e adolescenza. Tuttavia, è importante lavorare con un dietista o un nutrizionista per garantire che tutte le esigenze nutrizionali siano soddisfatte.

Supplementazione Necessaria

Vitamina B12: Poiché la vitamina B12 si trova principalmente in prodotti di origine animale, è consigliabile che i vegani assumano un integratore di B12 o consumino regolarmente alimenti fortificati.

Vitamina D: La supplementazione può essere necessaria soprattutto nei mesi invernali o per coloro che hanno un'esposizione limitata al sole. La vitamina D3 vegana (derivata da licheni) è disponibile sul mercato.

Omega-3 (EPA e DHA): Gli integratori a base di olio di alghe sono un'ottima fonte di EPA e DHA per i vegani e possono essere particolarmente utili per la salute cardiovascolare e cerebrale.

Consigli Pratici per una Dieta Vegana Bilanciata

Varietà: Consumare una vasta gamma di alimenti per assicurarsi di ottenere tutti i nutrienti necessari.

Fortificazione: Utilizzare prodotti fortificati (come latte vegetale e cereali) per integrare nutrienti chiave come B12, calcio e vitamina D.

Supplementazione: Considerare l'uso di integratori per B12, vitamina D e omega-3 (EPA e DHA).

Pianificazione dei Pasti: Pianificare i pasti settimanali per assicurarsi di includere tutti i gruppi alimentari necessari e mantenere una dieta equilibrata.

Controlli Regolari: Eseguire controlli regolari con un medico o un dietista per monitorare i livelli di nutrienti e apportare eventuali aggiustamenti alla dieta.

Conclusione

Questo capitolo ha fornito una panoramica dettagliata sugli aspetti nutrizionali dell'alimentazione vegana, spiegando come ottenere proteine, vitamine e minerali essenziali da fonti vegetali. Abbiamo esplorato l'importanza della supplementazione per alcuni nutrienti e smascherato i falsi miti comuni sulla dieta vegana.

Seguendo una dieta vegana ben pianificata, è possibile vivere una vita sana e nutriente, ottenendo tutti i nutrienti essenziali necessari per mantenere la salute e il benessere. Nei prossimi capitoli, approfondiremo ulteriormente la pianificazione dei pasti e le ricette, fornendo strumenti pratici per aiutarti a seguire un'alimentazione vegana equilibrata e deliziosa.

Capitolo 4: Pianificare i Pasti Vegani

Una delle chiavi per il successo di una dieta vegana è la pianificazione dei pasti. Questo capitolo offre una guida pratica su come pianificare i pasti vegani, con esempi di menù settimanali, consigli per creare piatti equilibrati, suggerimenti per la spesa e tecniche di preparazione e conservazione dei cibi. L'obiettivo è rendere la dieta vegana semplice e sostenibile nella vita quotidiana.

Guida alla Pianificazione dei Pasti

La pianificazione dei pasti non solo aiuta a garantire un'alimentazione equilibrata, ma permette anche di risparmiare tempo e denaro, ridurre lo spreco alimentare e semplificare la preparazione dei pasti.

Passaggi per la Pianificazione dei Pasti:

Stabilire gli Obiettivi Nutrizionali:

Assicurati che i pasti contengano una buona varietà di macronutrienti (proteine, carboidrati, grassi) e micronutrienti (vitamine, minerali).

Includi una fonte di proteine, carboidrati complessi e grassi sani in ogni pasto.

Creare un Menù Settimanale:

Pianifica i pasti per la settimana includendo colazione, pranzo, cena e spuntini.

Varia le fonti di nutrienti per mantenere una dieta equilibrata e interessante.

Lista della Spesa:

Redigi una lista della spesa basata sul menù settimanale.

Organizza la lista per categorie (frutta e verdura, cereali, legumi, noci e semi, latticini vegetali) per semplificare lo shopping.

Preparazione Anticipata:

Dedica un giorno alla preparazione di pasti o ingredienti che possono essere conservati e utilizzati durante la settimana.

Cucina grandi quantità di cereali, legumi e verdure, e conservali in contenitori ermetici.

Esempi di Menù Settimanali

Esempio di Menù 1:

Lunedì:

<u>Colazione:</u> Porridge d'avena con frutti di bosco, semi di chia e latte di mandorla.

<u>Pranzo:</u> Insalata di quinoa con ceci, avocado, pomodorini e salsa al limone.

<u>Cena:</u> Stir-fry di tofu con verdure miste e riso integrale.

<u>Spuntino:</u> Carote e hummus.

Martedì:

<u>Colazione:</u> Smoothie verde con spinaci, banana, latte di soia e semi di lino.

<u>Pranzo:</u> Wrap con falafel, verdure grigliate e salsa tahini.

<u>Cena:</u> Zuppa di lenticchie e spinaci con pane integrale.

<u>Spuntino:</u> Frutta secca e noci.

Mercoledì:

<u>Colazione:</u> Pancake di farina d'avena con sciroppo d'acero e frutta fresca.

<u>Pranzo:</u> Bowl di farro con tempeh, broccoli, carote e salsa di soia.

<u>Cena</u>: Curry di ceci con riso basmati.

<u>Spuntino</u>: Yogurt di cocco con muesli.

Giovedì:

<u>Colazione</u>: Chia pudding con latte di cocco e mango a cubetti.

<u>Pranzo</u>: Insalata di lenticchie con pomodori secchi, spinaci e vinaigrette.

<u>Cena</u>: Pasta integrale con sugo di pomodoro e basilico, servita con una insalata mista.

<u>Spuntino</u>: Frutta di stagione.

Venerdì:

<u>Colazione</u>: Toast di pane integrale con avocado, pomodorini e semi di canapa.

<u>Pranzo</u>: Burrito bowl con riso nero, fagioli neri, mais, avocado e salsa di lime.

<u>Cena</u>: Hamburger di fagioli rossi con patate dolci al forno.

<u>Spuntino</u>: Popcorn fatti in casa.

Sabato:

<u>Colazione</u>: Tofu scramble con verdure miste e pane tostato.

<u>Pranzo</u>: Sushi vegano con avocado, cetriolo e carote.

<u>Cena</u>: Stufato di verdure con ceci e couscous integrale.

<u>Spuntino</u>: Smoothie di frutta mista.

Domenica:

Colazione: Crepes di grano saraceno con crema di mandorle e frutti di bosco.

Pranzo: Pizza vegana con base di farro, pomodoro, funghi e rucola.

Cena: Risotto agli asparagi e piselli.

Spuntino: Cioccolato fondente e mandorle.

Esempio di Menù 2:

Lunedì:

Colazione: Muesli fatto in casa con yogurt di soia e frutti di bosco.

Pranzo: Insalata di farro con verdure grigliate e pesto di basilico.

Cena: Chili di fagioli misti con quinoa.

Spuntino: Frutta fresca.

Martedì:

Colazione: Smoothie bowl con banane, spinaci, burro di arachidi e   semi di chia.

Pranzo: Panino integrale con hummus, avocado, cetriolo e germogli.

Cena: Casseruola di patate dolci e lenticchie.

Spuntino: Barrette di cereali fatte in casa.

Mercoledì:

Colazione: Porridge di quinoa con mele cotte e cannella.

Pranzo: Insalata di riso selvatico con edamame, mango e peperoni.

Cena: Tagliatelle di zucchine con pesto di avocado.

Spuntino: Mix di semi e frutta secca.

Giovedì:

Colazione: Waffle di avena con sciroppo d'acero e noci.

<u>Pranzo</u>: Wrap di spinaci con hummus di barbabietola, carote e avocado.

<u>Cena</u>: Polpette di lenticchie con salsa di pomodoro e purè di patate.

<u>Spuntino</u>: Yogurt di mandorla con frutta a pezzi.

Venerdì:

<u>Colazione</u>: Pancake di grano saraceno con frutti di bosco e yogurt di cocco.

<u>Pranzo</u>: Insalata di couscous con ceci, pomodori, cetrioli e menta.

<u>Cena</u>: Tacos vegani con fagioli neri, mais, avocado e salsa di pomodoro.

<u>Spuntino</u>: Frutta di stagione.

Sabato:

Colazione: Tofu scramble con peperoni, cipolle e spinaci.

Pranzo: Sushi vegano con avocado, carote e cetrioli.

Cena: Curry di verdure con riso integrale.

Spuntino: Smoothie di banana e burro di arachidi.

Domenica:

Colazione: Muffin vegani con mirtilli e noci.

Pranzo: Pizza vegana con base di cavolfiore, pomodoro, funghi e rucola.

Cena: Minestrone di verdure con pasta integrale.

Spuntino: Cioccolato fondente e nocciole.

Creare Piatti Equilibrati

Per garantire che i pasti siano equilibrati e nutrienti, è importante includere una varietà di alimenti che forniscono macronutrienti e micronutrienti essenziali.

Componenti di un Piatto Equilibrato:

Proteine: Tofu, tempeh, legumi, noci e semi.

Carboidrati Complessi: Cereali integrali (quinoa, riso integrale, farro), patate dolci.

Grassi Sani: Avocado, noci, semi, olio d'oliva.

Verdure: Una varietà di verdure colorate per fornire vitamine e minerali.

Frutta: Per vitamine, minerali e fibre.

Esempio di Piatto Equilibrato:

Base: Quinoa (carboidrati complessi)

Proteine: Ceci arrosto

Verdure: Spinaci, peperoni rossi, carote grattugiate

Grassi Sani: Avocado a fette

Condimento: Salsa tahini

<u>Consigli per la Spesa</u>

Fare la spesa in modo efficiente e intelligente è essenziale per mantenere una dieta vegana equilibrata e sostenibile.

Lista della Spesa Vegana:

Frutta e Verdura: Acquista una varietà di frutta e verdura fresca, congelata e in scatola.

Cereali Integrali: Quinoa, riso integrale, avena, farro, pasta integrale.

Legumi: Fagioli, lenticchie, ceci, piselli.

Noci e Semi: Mandorle, noci, semi di chia, semi di lino, semi di zucca.

Latticini Vegetali: Latte di mandorla, latte di soia, yogurt di cocco.

Proteine Vegetali: Tofu, tempeh, seitan.

Condimenti: Salsa di soia, tahini, olio d'oliva, aceto balsamico.

Spezie ed Erbe: Cumino, curcuma, basilico, origano.

Suggerimenti per una Spesa Efficiente:

Acquisti in Massa: Compra cereali, legumi e noci in grandi quantità per risparmiare.

Prodotti di Stagione: Scegli frutta e verdura di stagione per risparmiare e ottenere il massimo del sapore.

Alimenti Fortificati: Cerca prodotti fortificati con vitamine e minerali essenziali (come B12 e calcio).

Preparazione e Conservazione dei Cibi

Preparare i cibi in anticipo e conservarli correttamente è fondamentale per una dieta vegana sostenibile.

Preparazione:

Batch Cooking: Cucina grandi quantità di cibi base (come cereali, legumi e verdure) e conservali in contenitori separati per assemblare i pasti rapidamente.

Ricette Multiuso: Prepara alimenti versatili che possono essere utilizzati in diversi pasti, come hummus, salse e verdure arrostite.

Conservazione:

Frigorifero: Conserva gli alimenti cotti in contenitori ermetici per mantenerli freschi per 3-5 giorni.

Congelatore: Congela porzioni singole di zuppe, stufati e cereali cotti per pasti futuri.

Contenitori Riutilizzabili: Utilizza contenitori di vetro o plastica senza BPA per conservare gli alimenti in modo sicuro e sostenibile.

<u>Conclusione</u>

Pianificare i pasti vegani può sembrare un compito arduo all'inizio, ma con un po' di pratica e organizzazione, può diventare una parte semplice e piacevole della tua routine. Utilizzando le strategie e i consigli presentati in questo capitolo, puoi assicurarti di seguire una dieta vegana equilibrata, nutriente e sostenibile. Nei capitoli successivi, esploreremo ulteriormente le ricette vegane e come adattare i tuoi piatti preferiti a una versione vegana, rendendo la transizione ancora più facile e gustosa.

Capitolo 5: Ricette per una Vita Sana

Una dieta vegana ben pianificata può essere deliziosa, variegata e altamente nutriente. In questo capitolo, presenteremo una raccolta di ricette vegane facili e nutrienti per ogni momento della giornata: colazione, pranzo, cena e spuntini. Metteremo un focus particolare su ingredienti freschi e stagionali, che non solo garantiscono il massimo sapore, ma anche un apporto ottimale di nutrienti.

Colazione

La colazione è il pasto più importante della giornata, e iniziare con una colazione vegana può darti energia e nutrienti essenziali per affrontare la giornata.

1. Porridge d'Avena con Frutti di Bosco e Semi di Chia

Ingredienti:

1 tazza di avena

2 tazze di latte di mandorla

1 cucchiaio di semi di chia

1 tazza di frutti di bosco misti

1 cucchiaio di sciroppo d'acero

1 cucchiaino di cannella

1   cucchiaino di estratto di vaniglia

Preparazione:

In una pentola, unisci l'avena, il latte di mandorla, i semi di chia   e la cannella.

Porta a ebollizione, poi riduci il fuoco e cuoci a fuoco lento per   circa 5-7 minuti, mescolando di tanto in tanto, finché l'avena è cotta.

Aggiungi l'estratto di vaniglia e mescola bene.

Versa il   porridge in una ciotola, aggiungi i frutti di bosco e condisci con   sciroppo d'acero.

2. Smoothie Verde Energetico

Ingredienti:

1 banana matura

1 tazza di spinaci freschi

1 tazza di latte di soia

1 cucchiaio di burro di arachidi

1 cucchiaio di semi di lino

1 cucchiaino di spirulina (opzionale)

Cubetti di ghiaccio

Preparazione:

Metti tutti gli ingredienti nel frullatore.

Frulla fino a ottenere una consistenza liscia e cremosa.

Servi subito, decorato con una spolverata di semi di lino.

3. Pancake di Farina d'Avena e Banane

Ingredienti:

1 tazza di farina d'avena

1 tazza di latte di mandorla

1 banana matura, schiacciata

1 cucchiaino di lievito in polvere

1 cucchiaino di cannella

1 cucchiaino di estratto di vaniglia

Sciroppo d'acero per servire

Frutta   fresca per decorare

Preparazione:

In una ciotola, mescola la farina d'avena, il lievito e la cannella.

Aggiungi il latte di mandorla, la banana schiacciata e l'estratto di vaniglia. Mescola bene.

Scalda una padella antiaderente a fuoco medio e versa un po' di impasto per formare piccoli pancake.

Cuoci fino a che si formano delle bolle sulla superficie, poi gira e cuoci l'altro lato fino a doratura.

Servi con sciroppo d'acero e frutta fresca.

Pranzo

Il pranzo vegano può essere colorato, saziante e pieno di nutrienti. Ecco alcune idee facili e gustose.

1. Insalata di Quinoa con Ceci e Avocado

<u>Ingredienti:</u>

1 tazza di quinoa, cotta e raffreddata

1 lattina di ceci, scolati e sciacquati

1 avocado, tagliato a cubetti

1 tazza di pomodorini, tagliati a metà

1 cetriolo, tagliato a cubetti

2 cucchiai di olio d'oliva

Succo di 1 limone

Sale e pepe q.b.

Foglie di   menta fresca per guarnire

Preparazione:

In una grande ciotola, unisci quinoa, ceci, avocado, pomodorini e   cetriolo.

Condisci con olio d'oliva, succo di limone, sale e pepe.

Mescola   bene e guarnisci con foglie di menta fresca.

2. Wrap di Falafel e Verdure Grigliate

<u>Ingredienti:</u>

4 wrap integrali

1 confezione di falafel, cotti

1 peperone rosso, grigliato e tagliato a strisce

1 zucchina, grigliata e tagliata a strisce

1 carota, grattugiata

1 tazza di spinaci freschi

4 cucchiai di hummus

Succo di 1 lime

Preparazione:

Spalma 1 cucchiaio di hummus su ogni wrap.

Aggiungi i falafel, le verdure grigliate, la carota grattugiata e   gli spinaci.

Condisci con succo di lime.

Arrotola i wrap e tagliali a metà.

3. Bowl di Riso Integrale con Tofu e Verdure

Ingredienti:

1 tazza di riso integrale, cotto

1 blocco di tofu, tagliato a cubetti

1 tazza di broccoli, cotti al vapore

1 carota, tagliata a julienne

1 peperone giallo, tagliato a strisce

2 cucchiai di salsa di soia

1 cucchiaio di olio di sesamo

Semi di   sesamo per guarnire

Preparazione:

Scalda l'olio di sesamo in una padella e rosola il tofu fino a   doratura.

In una ciotola, unisci il riso, i broccoli, la carota e il peperone.

Aggiungi il tofu e condisci con salsa di soia.

Mescola   bene e guarnisci con semi di sesamo.

Cena

La cena vegana può essere leggera ma sostanziosa, perfetta per concludere la giornata con un pasto sano e soddisfacente.

1. Stir-Fry di Tofu e Verdure

Ingredienti:

1 blocco di tofu, tagliato a cubetti

1 carota, tagliata a rondelle

1 zucchina, tagliata a strisce

1 peperone rosso, tagliato a strisce

1 tazza di funghi, affettati

2 cucchiai di salsa di soia

1 cucchiaio di olio di sesamo

1 cucchiaino di zenzero fresco, grattugiato

2 spicchi d'aglio, tritati

Riso basmati cotto per servire

Preparazione:

Scalda l'olio di sesamo in una padella grande e rosola l'aglio e lo zenzero.

Aggiungi il tofu e cuoci fino a doratura.

Aggiungi le verdure e cuoci fino a che sono tenere ma croccanti.

Aggiungi la salsa di soia e mescola bene.

Servi il   stir-fry di tofu e verdure con riso basmati.

2. Zuppa di Lenticchie e Spinaci

<u>Ingredienti:</u>

1 tazza di lenticchie rosse

1 cipolla, tritata

2 carote, tagliate a cubetti

2 coste di sedano, tagliate a cubetti

1 pomodoro grande, tagliato a cubetti

4 tazze di brodo vegetale

2 tazze di spinaci freschi

1 cucchiaio di olio d'oliva

1 cucchiaino di cumino

Sale e   pepe q.b.

Preparazione:

Scalda l'olio d'oliva in una pentola grande e rosola la cipolla, le   carote e il sedano.

Aggiungi il pomodoro e cuoci per altri 5 minuti.

Aggiungi le lenticchie, il brodo vegetale e il cumino. Porta a   ebollizione.

Riduci il fuoco e cuoci a fuoco lento per 20-25 minuti, finché le   lenticchie sono tenere.

Aggiungi gli spinaci e cuoci fino a che sono appassiti.

Condisci   con sale e pepe e servi caldo.

3. Polpette di Melanzane con Salsa di Pomodoro

Ingredienti:

2 melanzane, arrostite e schiacciate

1 tazza di pangrattato integrale

1/2 tazza di farina di ceci

1 spicchio d'aglio, tritato

1 cucchiaio di prezzemolo fresco, tritato

Sale e pepe q.b.

2 tazze di salsa di pomodoro

1	cucchiaio di olio d'oliva

Preparazione:

Pre-riscalda il forno a 200°C.

In una ciotola grande, unisci le melanzane, il pangrattato, la   farina di ceci, l'aglio, il prezzemolo, il sale e il pepe.

Forma delle polpette con il composto e disponile su una teglia   foderata con carta forno.

Cuoci le polpette per 20-25 minuti, girandole a metà cottura, fino   a che sono dorate.

Scalda la salsa di pomodoro in una padella grande.

Aggiungi le polpette alla salsa e cuoci per altri 5 minuti.

Servi le   polpette di melanzane con la salsa di pomodoro calda.

Spuntini

Gli spuntini vegani possono essere sani e soddisfacenti, perfetti per tenerti energico tra i pasti principali.

1. Hummus con Verdure Crude

<u>Ingredienti:</u>

1 lattina di ceci, scolati e sciacquati

2 cucchiai di tahini

Succo di 1 limone

1 spicchio d'aglio

1 cucchiaino di cumino

1/4 tazza di acqua

Sale q.b.

Bastoncini di carote, cetrioli, peperoni e sedano

Preparazione:

Metti i ceci, il tahini, il succo di limone, l'aglio, il cumino e il   sale in un frullatore.

Frulla fino a ottenere una consistenza liscia, aggiungendo acqua se necessario.

Servi l'hummus con le verdure crude.

2. Barrette Energetiche ai Datteri e Noci

Ingredienti:

1 tazza di datteri, denocciolati

1 tazza di noci miste

1 cucchiaio di cacao in polvere

1 cucchiaino di estratto di vaniglia

1 pizzico   di sale

Preparazione:

Metti tutti gli ingredienti in un frullatore e frulla fino
a   ottenere un impasto omogeneo.

Stendi l'impasto su una teglia foderata con carta forno
e pressa   bene.

Metti in frigorifero per almeno 1 ora.

Taglia in   barrette e conserva in frigorifero.

3. Chips di Kale

Ingredienti:

1 mazzo di kale, lavato e asciugato

1 cucchiaio di olio d'oliva

1   cucchiaino di sale marino

Preparazione:

Pre-riscalda il forno a 150°C.

Rimuovi le foglie di kale dagli steli e spezzettale.

In una ciotola, mescola le foglie di kale con olio d'oliva e sale.

Disponi le foglie su una teglia foderata con carta forno.

Cuoci per 15-20 minuti, fino a che le foglie sono croccanti.

Conclusione

Queste ricette offrono un'ampia varietà di opzioni per tutti i pasti della giornata, utilizzando ingredienti freschi e stagionali per massimizzare i nutrienti e il sapore. Con queste idee, puoi facilmente integrare la dieta vegana nella tua routine quotidiana, assicurandoti di seguire un'alimentazione bilanciata e gustosa. Nei capitoli successivi, esploreremo ulteriormente come adattare ricette tradizionali in versioni vegane, rendendo la transizione ancora più semplice e piacevole.

Capitolo 6: Alimentazione Vegana e Performance Atletica

L'alimentazione gioca un ruolo cruciale nella performance atletica e nel recupero. Una dieta vegana, se ben pianificata, può fornire tutti i nutrienti necessari per supportare l'attività fisica ad alto livello. In questo capitolo, esploreremo come una dieta vegana può essere vantaggiosa per gli atleti, fornendo esempi di sportivi di successo, piani nutrizionali specifici e sfatando alcuni miti comuni.

Benefici di una Dieta Vegana per gli Atleti

1. Riduzione dell'Infiammazione

Una dieta vegana ricca di frutta, verdura, noci e semi fornisce una grande quantità di antiossidanti e fitonutrienti che possono aiutare a ridurre l'infiammazione. Questo è particolarmente importante per gli atleti, poiché un'infiammazione ridotta può migliorare il recupero e diminuire il rischio di infortuni.

2. Miglioramento della Salute Cardiovascolare

Gli atleti hanno bisogno di un sistema cardiovascolare efficiente per ottimizzare la performance. Una dieta vegana, priva di colesterolo e ricca di grassi insaturi, può contribuire a mantenere il cuore sano e i vasi sanguigni flessibili, migliorando così la circolazione e la resistenza.

3. Controllo del Peso

Mantenere un peso corporeo ottimale è essenziale per la performance atletica. Le diete vegane tendono ad essere meno caloriche e più ricche di fibre, il che può aiutare gli atleti a mantenere un peso sano senza compromettere l'apporto nutrizionale.

Esempi di Atleti Vegani di Successo

1. Scott Jurek

Scott Jurek è un ultramaratoneta americano di fama mondiale, noto per aver vinto numerose gare di ultra-endurance, tra cui la Western States Endurance Run. Jurek attribuisce gran parte del suo successo alla dieta vegana, che ha adottato per migliorare la sua salute e performance.

2. Venus Williams

La tennista professionista Venus Williams ha adottato una dieta vegana per gestire la sindrome di Sjögren, una malattia autoimmune. Da allora, ha continuato a competere ad alti livelli, dimostrando che una dieta vegana può supportare le esigenze di un'atleta di élite.

3. Patrik Baboumian

Patrik Baboumian, uno degli uomini più forti del mondo, è vegano dal 2011. Baboumian ha stabilito numerosi record di forza, dimostrando che una dieta vegana può fornire tutto il necessario per costruire muscoli e forza.

Piani Nutrizionali per Sportivi Vegani

1. Pre-Allenamento

Obiettivo: Fornire energia rapida e facile da digerire.

Colazione Pre-Allenamento: Smoothie con banana, spinaci, latte di mandorla, burro di arachidi e semi di chia.

Spuntino Pre-Allenamento: Datteri ripieni di burro di mandorle e una manciata di mandorle.

2. Durante l'Allenamento

Obiettivo: Mantenere l'energia e l'idratazione.

Bevanda Sportiva Fatta in Casa: Acqua di cocco con un pizzico di sale marino e succo di limone.

Snack Durante l'Allenamento: Barrette energetiche a base di   datteri e noci.

3. Post-Allenamento

Obiettivo: Riparare i muscoli e reintegrare i nutrienti.

Pasto Post-Allenamento: Insalata di quinoa con ceci, avocado, spinaci, pomodori e salsa tahini.

Spuntino Post-Allenamento: Smoothie proteico con proteine vegetali in polvere, frutti di bosco, latte di soia e semi di lino.

Miti da Sfatare

Mito 1: Le Proteine Vegane Sono Insufficienti

Uno dei miti più comuni è che le proteine vegetali non siano sufficienti per sostenere la crescita muscolare e la performance atletica. Tuttavia, molti atleti vegani di successo dimostrano il contrario. Combinando diverse fonti proteiche vegetali (come legumi, cereali, noci e semi), è possibile ottenere tutti gli amminoacidi essenziali necessari.

Mito 2: La Dieta Vegana Porta a Carenze Nutrizionali

Una dieta vegana ben pianificata può fornire tutti i nutrienti necessari. È essenziale includere una varietà di alimenti ricchi di nutrienti e, se necessario, utilizzare integratori come la vitamina B12 e la vitamina D.

Mito 3: Gli Atleti Vegani Non Possono Recuperare Adeguatamente

Con l'adeguato apporto di proteine, carboidrati e grassi sani, gli atleti vegani possono recuperare altrettanto bene quanto quelli che seguono diete onnivore. Il consumo di alimenti ricchi di antiossidanti può anche accelerare il recupero riducendo l'infiammazione.

Consigli Pratici per gli Atleti Vegani

1. Pianificazione dei Pasti

Pianificare i pasti in anticipo può aiutare a garantire che vengano soddisfatti tutti i fabbisogni nutrizionali. Preparare pasti in batch e avere sempre a disposizione spuntini sani può prevenire la tentazione di scelte meno salutari.

2. Monitoraggio dell'Assunzione Nutrizionale

Tenere traccia dell'assunzione di cibi può aiutare a identificare eventuali carenze nutrizionali. Utilizzare app o diari alimentari può essere utile per assicurarsi di assumere una quantità sufficiente di calorie e nutrienti.

3. Consultazione con un Nutrizionista

Consultare un nutrizionista specializzato in diete vegane può fornire un piano alimentare personalizzato che ottimizzi la performance atletica.

Conclusione

Una dieta vegana ben strutturata può supportare non solo la salute generale, ma anche le esigenze specifiche degli atleti. Con una pianificazione adeguata, è possibile ottenere tutti i nutrienti necessari per massimizzare la performance e il recupero. Gli esempi di atleti di successo dimostrano che non solo è possibile competere ad alti livelli con una dieta vegana, ma che essa può offrire vantaggi significativi. Nei capitoli successivi, continueremo a esplorare ulteriori aspetti dell'alimentazione vegana, includendo suggerimenti pratici e ricette per rendere la transizione il più semplice e piacevole possibile.

Capitolo 7: Veganesimo e Ambiente

Il legame tra le nostre scelte alimentari e l'ambiente è innegabile. L'industria alimentare, in particolare quella legata alla produzione di carne e derivati animali, ha un impatto significativo sul nostro pianeta. In questo capitolo, esploreremo l'impatto ambientale dell'industria alimentare, come una dieta vegana può ridurre l'impronta ecologica e promuovere la sostenibilità, e il ruolo dell'agricoltura rigenerativa nel futuro della nostra alimentazione.

Impatto Ambientale dell'Industria Alimentare

1. Emissioni di Gas Serra

L'industria della carne è una delle principali fonti di emissioni di gas serra, contribuendo in modo significativo al cambiamento climatico. Secondo la FAO, l'allevamento di bestiame è responsabile del 14.5% delle emissioni globali di gas serra, più di tutto il settore dei trasporti combinato. La produzione di metano dai ruminanti, il biossido di carbonio dalle attività agricole e la deforestazione per creare pascoli sono tutti fattori che contribuiscono a questo fenomeno.

2. Uso del Suolo

L'allevamento di animali richiede vaste aree di terra sia per i pascoli che per la coltivazione di mangimi. Circa il 30% della superficie terrestre è utilizzata per l'allevamento del bestiame. Questo ha portato alla deforestazione di grandi aree di foresta pluviale, specialmente in Amazzonia, dove gli alberi vengono abbattuti per fare spazio a pascoli e piantagioni di soia destinata all'alimentazione animale.

3. Consumo di Acqua

La produzione di carne è estremamente idrovora. Per produrre un chilogrammo di carne bovina sono necessari circa 15.000 litri d'acqua, mentre per un chilogrammo di grano ne occorrono solo 1.500 litri. L'elevato consumo di acqua per l'allevamento contribuisce alla scarsità idrica, un problema crescente in molte parti del mondo.

4. Inquinamento delle Risorse Idriche

L'allevamento di bestiame contribuisce anche all'inquinamento delle risorse idriche attraverso il deflusso di fertilizzanti e pesticidi utilizzati nelle colture di mangimi, nonché attraverso i rifiuti animali. Questi inquinanti possono contaminare fiumi, laghi e falde acquifere, danneggiando gli ecosistemi acquatici e mettendo a rischio la salute umana.

Ridurre l'Impronta Ecologica con una Dieta Vegana

1. Diminuzione delle Emissioni di Gas Serra

Adottare una dieta vegana può ridurre significativamente le emissioni di gas serra. Gli alimenti di origine vegetale hanno generalmente un'impronta di carbonio molto più bassa rispetto a quelli di origine animale. Secondo uno studio pubblicato su "Science", passare a una dieta vegana potrebbe ridurre le emissioni individuali di gas serra derivanti dall'alimentazione fino al 73%.

2. Risparmio di Territorio

Le diete vegane richiedono meno terra per la produzione di cibo. Coltivare piante per l'alimentazione umana è molto più efficiente rispetto all'allevamento di animali, che richiede ulteriori risorse per crescere il mangime. Riducendo la domanda di prodotti animali, possiamo liberare terre per il ripristino di ecosistemi naturali e la riforestazione.

3. Conservazione delle Risorse Idriche

Una dieta vegana può contribuire a ridurre il consumo globale di acqua. Scegliendo alimenti di origine vegetale, si utilizza meno acqua rispetto alla produzione di carne e latticini. Questo è cruciale in un'epoca in cui la scarsità idrica è una preoccupazione crescente in molte regioni del mondo.

4. Riduzione dell'Inquinamento

Optare per una dieta a base vegetale può ridurre l'inquinamento delle risorse idriche. Le colture vegetali richiedono generalmente meno pesticidi e fertilizzanti rispetto alle colture destinate all'alimentazione animale, e non producono rifiuti animali che possono contaminare l'acqua.

Sostenibilità e Agricoltura Rigenerativa

1. Agricoltura Sostenibile

La sostenibilità alimentare non riguarda solo cosa mangiamo, ma anche come il cibo è prodotto. L'agricoltura sostenibile si concentra su pratiche che proteggono l'ambiente, sostengono la biodiversità e migliorano la fertilità del suolo. Questo include la rotazione delle colture, l'uso di compost naturale e l'eliminazione dei pesticidi chimici.

2. Agricoltura Rigenerativa

L'agricoltura rigenerativa va oltre la sostenibilità, puntando a ripristinare e migliorare la salute del suolo e degli ecosistemi. Questa pratica agricola utilizza tecniche come il sovescio, l'agroforestazione e la gestione olistica dei pascoli per aumentare la biodiversità, migliorare la fertilità del suolo e sequestrare il carbonio. L'agricoltura rigenerativa può giocare un ruolo chiave nel mitigare il cambiamento climatico e promuovere la sicurezza alimentare a lungo termine.

3. Esempi di Pratiche Rigenerative

Sovescio: Coltivare piante di copertura come legumi e erbe tra le colture principali per migliorare la struttura del suolo, prevenire l'erosione e aumentare la fertilità del terreno.

Agroforestazione: Integrare alberi e arbusti nelle coltivazioni agricole per migliorare la biodiversità, fornire habitat per la fauna selvatica e sequestare il carbonio.

Gestione Olistica dei Pascoli: Gestire il pascolo degli animali in modo tale da mimare i movimenti naturali delle mandrie selvatiche, favorendo la crescita della vegetazione e migliorando la salute del suolo.

Conclusione

Adottare una dieta vegana è una delle scelte più efficaci che possiamo fare per ridurre il nostro impatto ambientale. Riducendo le emissioni di gas serra, risparmiando risorse naturali e promuovendo pratiche agricole sostenibili, possiamo contribuire alla salvaguardia del nostro pianeta per le generazioni future. La sostenibilità e l'agricoltura rigenerativa rappresentano il futuro dell'alimentazione, e abbracciare una dieta a base vegetale è un passo significativo in questa direzione. Nei capitoli successivi, esploreremo ulteriormente come le scelte vegane possono influenzare positivamente non solo la nostra salute, ma anche quella del nostro ambiente.

Capitolo 8: Aspetti Etici del Veganismo

Uno degli elementi più forti e profondamente sentiti che spingono molte persone a scegliere una dieta vegana è l'etica. Questo capitolo esplorerà il trattamento degli animali nell'industria alimentare, l'etica del consumo di prodotti animali e i movimenti e le organizzazioni che lottano per i diritti degli animali. L'obiettivo è di approfondire la comprensione delle motivazioni etiche che possono guidare la scelta vegana.

Trattamento degli Animali nell'Industria Alimentare

1. Allevamenti Intensivi

La maggior parte della carne, dei latticini e delle uova proviene da allevamenti intensivi, dove gli animali sono spesso tenuti in condizioni anguste e stressanti. In questi sistemi, l'accento è posto sulla massimizzazione della produzione piuttosto che sul benessere degli animali. Le pratiche comuni includono:

Spazi Ristretti: Gli animali vengono spesso confinati in spazi così piccoli che non possono muoversi liberamente. Le galline ovaiole, ad esempio, sono spesso tenute in gabbie di batteria, mentre i maiali da ingrasso sono confinati in recinti sovraffollati.

Condizioni Igieniche Scarse: Gli animali sono spesso costretti a vivere in condizioni insalubri, esposti ai loro escrementi, che possono portare a malattie e infezioni.

Procedure Dolorose: Pratiche come la decornazione, la castrazione senza anestesia e il taglio del becco sono comuni e causano grande sofferenza.

2. Trasporto e Macellazione

Il trasporto degli animali verso i macelli rappresenta un'ulteriore fonte di stress e sofferenza. Gli animali possono essere trasportati per lunghe distanze senza cibo né acqua, esposti a temperature estreme e condizioni sovraffollate. Al macello, molti animali subiscono una macellazione non umana, nonostante le normative progettate per minimizzare la sofferenza.

Etica del Consumo di Prodotti Animali

1. Consapevolezza e Scelta Etica

Scegliere di non consumare prodotti animali è spesso motivato dal desiderio di non sostenere un sistema che si basa sulla sofferenza e lo sfruttamento degli animali. Le questioni etiche principali includono:

Sofferenza Animale: Molte persone ritengono che infliggere sofferenza agli animali per il consumo umano non sia moralmente giustificabile, soprattutto quando esistono alternative vegetali nutrienti e sostenibili.

Diritti degli Animali: Il movimento per i diritti degli animali sostiene che gli animali, in quanto esseri senzienti, dovrebbero avere diritti fondamentali, come il diritto alla vita e alla libertà dalla sofferenza.

Specismo: Questo termine si riferisce alla discriminazione basata sulla specie. Gli attivisti per i diritti degli animali sostengono che trattare gli animali come inferiori agli esseri umani è moralmente sbagliato, analogamente a come il razzismo o il sessismo sono visti come discriminazioni ingiuste.

2. Filosofia Etica

Diversi filosofi hanno contribuito alla discussione etica sul consumo di prodotti animali. Tra questi:

Peter Singer: Filosofo australiano, autore del libro "Animal Liberation", considera l'uso degli animali per cibo come una forma di specismo e sostiene che dovremmo estendere il principio di uguaglianza agli animali.

Tom Regan: Filosofo americano, autore di "The Case for Animal Rights", argomenta che gli animali hanno un valore intrinseco e diritti morali che devono essere rispettati, indipendentemente dal beneficio umano.

Movimenti e Organizzazioni per i Diritti degli Animali

1. Movimenti Storici

Il movimento per i diritti degli animali ha radici profonde che risalgono a secoli fa, ma ha guadagnato maggiore attenzione e slancio nel XX secolo. Alcuni momenti chiave includono:

Fondazione della Società per la Prevenzione della Crudeltà verso gli Animali (SPCA): Fondata nel

1824 in Inghilterra, è stata una delle prime organizzazioni a combattere la crudeltà verso gli animali.

Pubblicazione di "Animal Liberation": Pubblicato nel 1975, il libro di Peter Singer è spesso considerato il testo fondativo del moderno movimento per i diritti degli animali.

2. Organizzazioni Contemporanee

Numerose organizzazioni in tutto il mondo lavorano per promuovere i diritti degli animali e sensibilizzare l'opinione pubblica sulle pratiche dell'industria alimentare. Alcune delle più influenti includono:

PETA (People for the Ethical Treatment of Animals): La più grande organizzazione per i diritti degli animali nel mondo, PETA si occupa di campagne di sensibilizzazione, investigazioni sotto copertura e advocacy legale.

HSUS (Humane Society of the United States): Lavora per migliorare le leggi sulla protezione degli animali e offre rifugi e servizi di adozione per animali abbandonati.

Mercy for Animals: Si concentra sulle investigazioni sotto copertura nelle fattorie industriali e sui programmi educativi per promuovere una dieta vegana.

3. Campagne e Iniziative

Queste organizzazioni conducono numerose campagne per aumentare la consapevolezza e promuovere cambiamenti concreti. Alcuni esempi includono:

Campagne Anti-Fur: PETA e altre organizzazioni hanno condotto campagne di grande successo per ridurre l'uso di pellicce, portando molte case di moda a bandire le pellicce dai loro prodotti.

Meatless Monday: Una campagna globale che incoraggia le persone a ridurre il consumo di carne un giorno alla settimana per migliorare la salute e l'ambiente.

<u>Conclusione</u>

L'aspetto etico del veganismo rappresenta una potente motivazione per molte persone che scelgono di adottare una dieta a base vegetale. Attraverso una maggiore consapevolezza del trattamento degli animali nell'industria alimentare, la riflessione sulle implicazioni morali del consumo di prodotti animali e il supporto ai movimenti e alle organizzazioni per i diritti degli animali, possiamo fare scelte alimentari più consapevoli e compassionevoli. Nei prossimi capitoli, continueremo a esplorare come il veganismo può influenzare positivamente vari aspetti della nostra vita e del nostro pianeta.

Capitolo 9: Sfide e Soluzioni nella Dieta Vegana

Adottare una dieta vegana comporta numerosi benefici per la salute, l'ambiente e gli animali. Tuttavia, può anche presentare delle sfide, soprattutto per chi è abituato a una dieta onnivora. Questo capitolo esplorerà le difficoltà comuni che i vegani possono incontrare nella vita quotidiana e offrirà soluzioni pratiche per superarle. Dalla gestione delle situazioni sociali e i viaggi, alla scelta dei pasti fuori casa e alla prevenzione delle carenze nutrizionali, questo capitolo fornirà strategie utili per rendere la dieta vegana sostenibile e piacevole.

Sfide Sociali

1. Cene con Famiglia e Amici

Una delle sfide più comuni per i vegani è partecipare a cene o eventi sociali dove la maggior parte del cibo è di origine animale. Questo può creare imbarazzo o disagio, soprattutto se gli altri partecipanti non sono informati o comprensivi riguardo alla scelta vegana.

Soluzioni:

Comunicazione Aperta: Informare in anticipo amici e familiari riguardo alle proprie preferenze alimentari e, se possibile, offrire di portare un piatto vegano da condividere.

Educazione: Sfruttare l'opportunità per educare gli altri sui benefici del veganismo, senza risultare predicatori.

Ricette deliziose: Portare con sé ricette vegane gustose per dimostrare che il cibo vegano può essere delizioso e soddisfacente.

2. Eventi Sociali e Ufficio

Partecipare a eventi sociali o riunioni di lavoro dove il cibo è fornito può essere problematico per i vegani, poiché le opzioni disponibili sono spesso limitate.

Soluzioni:

Preparazione Anticipata: Mangiare qualcosa prima di partecipare all'evento o portare con sé spuntini vegani per evitare di rimanere senza opzioni.

Richieste Specifiche: Chiedere in anticipo al coordinatore dell'evento se possono essere disponibili opzioni vegane.

Condivisione di Ricette: Offrire idee e ricette per opzioni vegane che possono essere facilmente incluse nei menu degli eventi.

Viaggi e Pasti Fuori Casa

1. Viaggiare come Vegano

Viaggiare può rappresentare una sfida per i vegani, specialmente in paesi o regioni dove la cucina locale è fortemente basata su prodotti animali.

Soluzioni:

Ricerca Preliminare: Utilizzare app e siti web come HappyCow per trovare ristoranti vegani o con opzioni vegane nella destinazione di viaggio.

Preparazione di Spuntini: Portare con sé spuntini vegani non deperibili come noci, frutta secca e barrette proteiche per avere sempre qualcosa da mangiare.

Frasi Utili: Imparare frasi chiave nella lingua locale per spiegare le proprie esigenze alimentari e chiedere piatti vegani.

2. Mangiare Fuori Casa

Mangiare fuori casa può essere complicato se il ristorante non offre opzioni vegane nel menu.

Soluzioni:

Consultazione del Menu: Controllare il menu online in anticipo e chiamare il ristorante per chiedere informazioni sulle opzioni vegane.

Personalizzazione dei Piatti: Non esitare a chiedere al cameriere se possono modificare un piatto per renderlo vegano, come rimuovere formaggi o carni.

Ristoranti Vegani: Quando possibile, scegliere ristoranti vegani o vegetariani per avere più opzioni e varietà.

Carenze Nutrizionali

1. Proteine

Una delle preoccupazioni più comuni riguardo alla dieta vegana è l'assunzione di proteine sufficienti.

Soluzioni:

Fonti Vegetali di Proteine: Includere nella dieta legumi, tofu, tempeh, seitan, noci, semi e cereali integrali, che sono ricchi di proteine.

Combinazione di Alimenti: Assicurarsi di combinare diverse fonti proteiche durante il giorno per ottenere tutti gli aminoacidi essenziali.

2. Vitamina B12

La vitamina B12 è essenziale per la salute neurologica e la formazione dei globuli rossi, ma è presente principalmente in prodotti animali.

Soluzioni:

Supplementazione: Prendere integratori di vitamina B12 o concare cibi fortificati, come cereali per la colazione, latte vegetale e lievito nutrizionale.

Monitoraggio dei Livelli: Fare controlli regolari dei livelli di B12 nel sangue e consultare un medico per eventuali necessità di aggiustamento della supplementazione.

3. Ferro

Il ferro di origine vegetale (non-eme) è meno facilmente assorbito rispetto a quello di origine animale (eme).

Soluzioni:

Alimenti Ricchi di Ferro: Consumare alimenti ricchi di ferro come lenticchie, spinaci, semi di zucca e quinoa.

Vitamina C: Abbinare gli alimenti ricchi di ferro con cibi ad alto contenuto di vitamina C (come agrumi, fragole e peperoni) per migliorare l'assorbimento del ferro.

4. Calcio e Vitamina D

Il calcio e la vitamina D sono cruciali per la salute delle ossa.

Soluzioni:

Fonti di Calcio: Consumare latte vegetale fortificato, tofu, tempeh, mandorle, semi di chia e verdure a foglia verde scuro.

Vitamina D: Esporsi regolarmente alla luce solare e considerare l'assunzione di integratori di vitamina D, soprattutto nei mesi invernali o in regioni con poca luce solare.

Gestione delle Voglie e delle Abitudini Alimentari

1. Voglie di Cibi Animali

Le voglie di cibi animali possono essere una sfida, soprattutto nei primi tempi dopo il passaggio a una dieta vegana.

Soluzioni:

Alternative Vegane: Esplorare le numerose alternative vegane disponibili sul mercato, come burger vegetali, salsicce vegane, formaggi vegani e latte vegetale.

Ricette Creative: Sperimentare con ricette vegane che ricreano i piatti preferiti, utilizzando ingredienti come jackfruit, tempeh e tofu per sostituire la carne.

2. Abitudini Alimentari

Cambiare le abitudini alimentari consolidate può essere difficile e richiede tempo e pazienza.

Soluzioni:

Gradualità: Adottare un approccio graduale, iniziando con uno o due giorni alla settimana di pasti completamente vegani e aumentando gradualmente.

Supporto: Cercare supporto da comunità vegane locali o online per condividere esperienze, ricette e consigli.

Educazione Continua: Continuare a informarsi sui benefici del veganismo e sulle nuove scoperte e prodotti per mantenere alta la motivazione.

Conclusione

Adottare e mantenere una dieta vegana può presentare diverse sfide, ma con la giusta preparazione, informazione e atteggiamento, queste difficoltà possono essere superate con successo. Le soluzioni pratiche e le strategie presentate in questo capitolo sono pensate per aiutare i lettori a integrare la dieta vegana nella loro vita quotidiana in modo sostenibile e piacevole. Essere consapevoli delle potenziali difficoltà e avere piani di azione per affrontarle è fondamentale per una transizione vegana di successo. Nei capitoli successivi, continueremo ad esplorare altre tematiche importanti legate al veganismo, fornendo ulteriori strumenti e risorse per vivere una vita sana e consapevole.

Capitolo 10: Testimonianze e Storie di Successo

Per molti, scegliere una dieta vegana è un viaggio di trasformazione che va oltre il semplice cambiamento alimentare. Le storie personali possono essere incredibilmente potenti nel mostrare l'impatto positivo del veganismo. In questo capitolo, esploreremo le esperienze di persone che hanno adottato una dieta vegana e ne hanno tratto benefici significativi. Attraverso interviste e case study, condivideremo riflessioni finali e incoraggiamenti per ispirare e motivare i lettori a intraprendere o continuare il loro percorso vegano.

Storie di Trasformazione

1. La Storia di Anna: Un Percorso Verso la Salute

Anna, una donna di 45 anni, ha deciso di adottare una dieta vegana dopo aver ricevuto una diagnosi di colesterolo alto e pressione sanguigna elevata. Ecco la sua testimonianza:

"Quando il mio medico mi ha detto che dovevo cambiare il mio stile di vita per evitare farmaci a vita, ho iniziato a cercare alternative. Ho scoperto la dieta vegana e, con l'aiuto di un nutrizionista, ho iniziato a fare il cambiamento. In pochi mesi, i miei livelli di colesterolo sono scesi e la mia pressione sanguigna è tornata nella norma. Ho perso peso, ho guadagnato energia e mi sento meglio che mai. Ora, non tornerei mai indietro."

2. L'Esperienza di Marco: Energia e Vitalità per lo Sport

Marco, un appassionato di maratone di 30 anni, ha deciso di passare al veganismo per migliorare le sue prestazioni atletiche. Racconta:

"Ero scettico all'inizio, ma dopo aver letto delle diete vegane per atleti, ho deciso di provare. Dopo pochi mesi, ho notato un miglioramento nella mia resistenza e nei tempi di recupero. La mia dieta ora è ricca di legumi, cereali integrali, frutta e verdura. Mi sento più leggero e più energico durante gli allenamenti. Ho corso la mia maratona più veloce di sempre e attribuisco gran parte del merito alla mia alimentazione vegana."

3. La Storia di Clara: Una Scelta Etica e di Amore per gli Animali

Clara, una giovane studentessa di biologia, ha scelto una dieta vegana per motivi etici. Ecco la sua esperienza:

"Dopo aver visto alcuni documentari sul trattamento degli animali nell'industria alimentare, ho deciso che non potevo più essere parte di quel sistema. Ho adottato una dieta vegana e ho iniziato a sentirmi più in pace con me stessa. Mi sono unita a gruppi di attivismo per i diritti degli animali e ho trovato una comunità di persone che condividevano i miei valori. Questa scelta non solo ha migliorato la mia salute, ma ha anche dato un nuovo scopo alla mia vita."

Interviste e Case Study

1. Intervista con il Dott. Luca Rossi, Nutrizionista Vegano

Abbiamo intervistato il Dott. Luca Rossi, un nutrizionista specializzato in diete vegane, per avere il suo punto di vista sui benefici e le sfide del veganismo.

D: Quali sono i benefici più comuni che vede nei suoi pazienti vegani?

R: "Molti dei miei pazienti riportano una perdita di peso, una riduzione del colesterolo e una pressione sanguigna più bassa. Inoltre, vediamo miglioramenti nella digestione e un aumento generale dell'energia. Per alcuni, la dieta vegana ha anche portato a una riduzione dei sintomi di malattie croniche come il diabete e l'artrite."

D: Quali sono le sfide più comuni che i vegani devono affrontare?

R: "Le sfide principali sono legate alla pianificazione dei pasti e all'assicurarsi di ottenere tutti i nutrienti necessari, come la vitamina B12, il ferro e il calcio. Con una pianificazione adeguata e, se necessario, l'uso di integratori, queste sfide possono essere superate facilmente."

2. Case Study: La Trasformazione di una Famiglia Intera

La famiglia Bianchi ha deciso di passare a una dieta vegana per motivi di salute e ambientali. Hanno documentato il loro viaggio in un blog, condividendo ricette e consigli pratici.

Prima del Cambiamento:

La famiglia Bianchi, composta da due genitori e due figli adolescenti, consumava una dieta tradizionale italiana, ricca di carne, formaggi e dolci. I genitori erano preoccupati per il sovrappeso e i livelli di energia dei figli.

Durante il Cambiamento:

Hanno iniziato gradualmente, eliminando prima la carne rossa, poi il pollo e infine i latticini. Hanno sperimentato nuove ricette e hanno scoperto molti nuovi ingredienti. Hanno coinvolto i figli nella preparazione dei pasti per rendere il cambiamento più accettabile e divertente.

Dopo il Cambiamento:

Dopo sei mesi, tutti i membri della famiglia hanno riportato miglioramenti nella salute. I genitori hanno perso peso e hanno notato una riduzione del colesterolo. I figli hanno riferito di sentirsi più energici e concentrati a scuola. La famiglia ha anche notato una riduzione delle spese alimentari e un minor impatto ambientale, grazie all'acquisto di più prodotti locali e stagionali.

Riflessioni Finali e Incoraggiamenti

Adottare una dieta vegana è un percorso che può trasformare la vita sotto molti aspetti. Le testimonianze e le storie di successo presentate in questo capitolo dimostrano che, nonostante le sfide, i benefici per la salute, l'etica e l'ambiente sono significativi e duraturi.

1. Perseveranza e Pazienza

Il cambiamento non avviene da un giorno all'altro. È importante essere pazienti con se stessi e perseverare nei momenti di difficoltà. Piccoli passi, come introdurre gradualmente nuovi alimenti vegani e sperimentare con ricette diverse, possono fare una grande differenza.

2. Educazione e Informazione

Informarsi sui benefici del veganismo e sulle risorse disponibili è fondamentale. Libri, documentari, corsi online e comunità di supporto possono offrire preziose informazioni e motivazioni per continuare il percorso vegano.

3. Supporto e Comunità

Trovare una comunità di persone con obiettivi simili può essere incredibilmente motivante. Che sia un gruppo locale o una comunità online, condividere esperienze, ricette e consigli può aiutare a sentirsi meno soli e più supportati.

Conclusione

Il viaggio verso una dieta vegana può essere arricchente e trasformativo. Le storie di successo di persone comuni dimostrano che è possibile vivere una vita sana, etica e sostenibile grazie a una dieta a base vegetale. Speriamo che le testimonianze, le interviste e i case study presentati in questo capitolo abbiano fornito l'ispirazione e la motivazione necessarie per continuare o iniziare il vostro percorso vegano. La scelta vegana è un passo significativo verso una vita più sana e un mondo migliore.

Se pensi che questo libro ti sia piaciuto e ti abbia
aiutato,
ti chiedo solo di dedicare pochi secondi a lasciare una
breve recensione su Amazon!

Grazie,

Veggie Wellness Academy